Dʳ Georges NIOT

DE LA FACULTÉ DE MÉDECINE DE PARIS
ANCIEN EXTERNE DES HOPITAUX DE PARIS

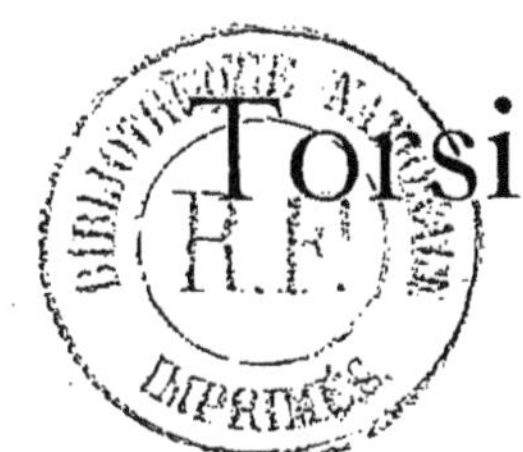

DE LA

Torsion du Pédicule

DES

KYSTES DERMOÏDES

de l'Ovaire droit

DIAGNOSTIC AVEC L'APPENDICITE

PARIS

LIBRAIRIE DES FACULTÉS

A. MICHALON

26, RUE MONSIEUR-LE-PRINCE, 26

1901

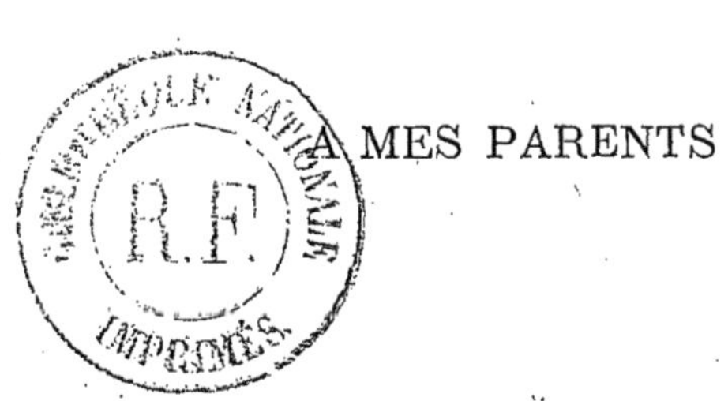

A MES PARENTS

A MES AMIS

A MONSIEUR LE DOCTEUR TAPRET

Médecin de l'hôpital Lariboisière
Chevalier de la Légion d'honneur

A MONSIEUR LE DOCTEUR LEJARS

Professeur agrégé à la Faculté de médecine
Chirurgien de l'hôpital Tenon

A MONSIEUR LE PROFESSEUR TILLAUX

Chirurgien de l'hôpital de la Charité
Membre de l'Académie de médecine
Commandeur de la Légion d'honneur

AVANT-PROPOS

Si au moment de mettre en pratique nos connaissan-
ces médicales, nous entrevoyons sans crainte l'avenir,
nous devons, et c'est un devoir bien doux, adresser nos
remerciements les plus sincères et nos témoignages de
profonde reconnaissance à tous ceux qui ont assuré le
succès de nos études.

Tout d'abord à nos parents chers et dévoués, nos plus
véritables amis, et dont l'affection fut notre plus précieux stimulant. Nous souhaitons ardemment que leur
présence et leurs conseils nous soient conservés encore de
nombreuses années.

A tous nos maîtres savants, dont la science n'a d'égal
que le dévouement.

A ceux dont nous avons suivi plus spécialement les
cours et conférences aussi bien à la Faculté de médecine
que dans les hôpitaux.

De l'école de médecine de Limoges, où nous n'avons
passé que peu de temps;

De la Faculté de Paris où nous avons terminé nos études, nous emportons et garderons le meilleur souvenir.

Mais parmi nos maîtres, il en est, qui ont, d'une façon plus immédiate, pris part à notre instruction. Qu'ils nous permettent aujourd'hui de leur exprimer notre plus sincère reconnaissance.

M. le professeur agrégé Reynier, chirurgien de l'hôpital Lariboisière, chevalier de la Légion d'honneur, nous apprit la clinique externe. Nous n'oublierons jamais les marques de sympathie qu'il nous témoigna durant l'année que nous avons passée dans son service.

M. le docteur André Petit, médecin de l'hôpital de la Pitié, nous donna les premières notions de clinique interne.

M. le professeur Budin, accoucheur à la clinique Tarnier, chevalier de la Légion d'honneur, nous montra l'art de l'obstétrique. En même temps, nous avons appris sous sa haute direction l'art de donner des soins aux nouveau-nés et principalement la manière de guider l'allaitement maternel, ce qui est peut-être la meilleure prophylaxie des maladies qui déciment l'enfance. Nous saurons porter en pratique ses leçons, dont nous avons pu, de nos propres yeux, apprécier les résultats.

M. le docteur Descroizilles, médecin de l'hôpital des Enfants-Malades, chevalier de la Légion d'honneur, nous a appris la médecine si délicate des enfants.

M. le docteur Richardière, médecin de l'hôpital des

Enfants-Malades, a parachevé notre enseignement de la médecine infantile.

Le terme de nos études nous force à quitter le service de M. le docteur Tapret, médecin de l'hôpital Lariboisière, chevalier de la Légion d'honneur. Après quelques mois passés dans son entourage à l'hôpital, nous emportons l'impérissable souvenir d'un maître savant autant que bienveillant. Initié par lui aux finesses de la clinique, nous garderons toujours présents à la mémoire les conseils si pratiques qu'il donne à ceux qui ont le bonheur de suivre son enseignement.

Lorsque, il y a un peu plus d'une année, après avoir passé quelques mois dans son service, à l'hôpital Tenon, nous quittâmes M. le professeur agrégé Lejars, chirurgien des Hôpitaux, ce fut avec la plus grande peine. En effet la science du maître, ainsi que sa bienveillante attention, nous firent passer quelques mois remplis de charme et non sans fruit. Nous en gardions le meilleur souvenir, quand une autre dette de reconnaissance est venue grossir la première ; M. le professeur Lejars, voulut bien nous donner le sujet de notre thèse inaugurale et nous guider de ses précieux conseils. Qu'il nous permette de l'en remercier bien sincèrement et qu'il croie à notre plus profonde gratitude.

Nous apprécions tout l'honneur que nous fait M. le professeur Tillaux, chirurgien des Hôpitaux, membre de l'Académie de médecine, commandeur de la Légion d'honneur, en acceptant de présider à notre thèse inaugurale, qu'il veuille bien nous permettre de lui en adresser nos plus respectueux remerciements.

Au moment de quitter Paris où nous avons passé quelques années bien agréables, nous ne voulons pas nous séparer de nos amis sans les assurer de notre plus affectueuse sympathie.

Séparation momentanée avec certains d'entre eux, définitive avec quelques autres, nous emportons de tous le plus délicieux souvenir. Nous tenons toutefois à remercier plus particulièrement ceux dont l'amitié ne nous faillit pas un instant.

Paris, 24 juin 1901.

HISTORIQUE

La torsion des kystes de l'ovaire, soupçonnée par Rib-
bentropp, Hardy, Willig et Partruban, ne fut réelle-
ment découverte que par Rokitanski, qui en reconnut
la fréquence, en étudia la marche et les effets.

Ce fut en 1841, qu'il décrivit cet accident des kystes
de l'ovaire ; il publia ultérieurement des mémoires très
complets sur ce sujet en 1860, 1865.

« Mais c'était alors une simple curiosité anatomique,
et les accidents que causait cette complication ne lui
furent attribués qu'après l'entrée en pratique courante de
l'ovariotomie (1). »

A Vercontre on doit en France la première étude sé-
rieuse de cet accident (1886).

A partir de ce moment surtout, on étudia cette question et les travaux de Duplay (1881), de Terrillon en
1887, les communications de Boursier au Congrès de
chirurgie de 1892, de Briffin dans l'année 1893, contri-
buèrent à éclairer le débat.

(1) Terrillon.

Tout récemment,1900-1901, on divise le sujet et toute une série d'auteurs s'attache à l'étude de la torsion du pédicule des tumeurs salpingiennes. La route paraît bien déblayée de ce côté.

Mais vers 1897, à la Société de chirurgie, le docteur Brun, chirurgien des Enfants-Malades, présenta un kyste ovarique, probablement dermoïde, enlevé à une jeune fille qui lui avait été envoyée comme atteinte d'appendicite.

A la même séance le docteur Routier, de l'hôpital Necker cita un fait semblable.

En 1899 le docteur Bouilly opéra une jeune fille de 22 ans qui lui fut également amenée pour appendicite, et lui-même après un examen approfondi « ne pouvait se défendre de penser à un appendice induré. » Il s'agissait d'un kyste dermoïde de l'ovaire droit.

En 1900 le docteur Reclus opère une jeune fille de 18 ans qui présenta un ensemble de phénomènes identiques. C'était un kyste dermoïde de l'ovaire droit avec torsion pédiculaire.

Quelques autres observations sont publiées en France, mais il s'agit de kystes autres que des tumeurs dermoïdes: dans *thèse* d'Aubry, Paris, 1900, dans *thèse* d'Azy, Lyon, 1901.

De kystes dermoïdes nous trouvons encore en France: une observation de Voituriez, de Lille (1899), sur un cas de torsion du pédicule d'un kyste dermoïde de l'ovaire droit: une autre observation de Bender et Heitz en 1900 ; dans ce cas, la malade est âgée et a présenté depuis longtemps des troubles du côté des organes génitaux.

A l'étranger nous trouvons trois observations seulement et sans aucun détail.

Une d'Alban-Doran en 1882 (Londres) ;

Une de Broock-Wels en 1900 (in *Thèse* d'Azy, Lyon).

Une de P.-A. Harris en 1900 —

Enfin Munro de Boston dans une discussion à la Société de chirurgie cite un cas de kyste dermoïde de l'ovaire droit où l'on avait fait le diagnostic d'appendicite.

En 1901, en France, à la Société de chirurgie, séance du 22 avril, le docteur Legueu apporte un nouveau fait de kyste dermoïde double chez une petite fille de onze ans avec diagnostic d'appendicite.

. Quelques semaines après la note publiée par le docteur Legueu, notre maître le docteur Lejars eut justement à observer un cas semblable.

Une jeune fille de 16 ans lui est amenée avec le diagnostic d'appendicite aiguë. Elle est portée directement de sa famille sur la table d'opération. Examen impossible vu l'état de la malade, elle présente un état péritonéal très accentué, on ne sait rien de ses antécédents. Se fiant au diagnostic porté, on fait une laparotomie latérale et l'on tombe sur un kyste dermoïde à pédicule tordu.

Etant allé sur ces entrefaites lui demander un sujet de thèse, le docteur Lejars voulut bien nous permettre de prendre cette observation (la jeune fille était encore dans son service, salle Delessert à l'hôpital Tenon), et sur son conseil nous avons, à propos de ces cas, cherché à faire une étude aussi complète que possible des torsions pédiculaires des kystes dermoïdes de l'ovaire droit, ayant pour but principalement d'établir un diagnostic différentiel avec l'appendicite.

Nous pensons utile pour la clarté du sujet de faire précéder ces chapitres par quelques lignes sur la pathologie générale des kystes dermoïdes. Nous croyons ce chapitre d'une grande utilité.

Que sa brièveté excuse sa présence.

Des kystes dermoïdes de l'ovaire. — Pathogénie et constitution anatomique.

Parmi les tumeurs qui ont pour siège les ovaires, les kystes dermoïdes occupent une place importante. Non pas tant par leur extrême fréquence, puisque des différentes statistiques de Terrier, Péan, Spencer Wels, Olshausen, Billroth, il résulte qu'on ne les rencontre que dans 3 à 4 °/₀ des cas de kystes de l'ovaire ; mais surtout à cause des accidents et complications dont ils sont le siège, infection de la poche, torsion du pédicule, rupture du pédicule, péritonite, hémorrhagie intra-kystique, etc.

Connus depuis longtemps sous différents noms, entre autres celui de kyste pileux, ils sont l'objet de nombreuses recherches surtout dans ces cinquante dernières années.

Des différentes théories que l'on a données pour expliquer l'origine de ces productions, celle de Verneuil nous paraît la plus séduisante et la plus juste. D'après cet auteur, les kystes dermoïdes sont dus à l'enclavement d'une portion de l'épithélium qui recouvre les ovaires. Sous l'influence d'une irritation consécutive, cet épithélium inclus, se met à produire, de la façon la plus hétéroclite, à peu près tous les tissus que l'on rencontre dans l'organisme. Toutefois notons que cet épithélium étan une dépendance de l'ectoderme, il ne pourra reproduire que les tissus dérivant physiologiquement de l'ectoderme, tels que poils, dents, ongles, glande sudoripare, glande sébacée, système nerveux.

Cette inclusion s'est produite pendant les vies embryonnaires et fœtales, de telle sorte que ces kystes existent à la naissance, comme l'a très bien fait remarquer le professeur Lannelongue dans son Traité des kystes congénitaux.

Ils ont une évolution lente, aussi les trouve-t-on rarement dans la première enfance, de 0 à 10 ans ; on les voit surtout à partir du début de la période génitale. Et les statistiques sont très instructives à cet égard. Lebert a trouvé dans sa carrière 30 kystes dermoïdes de 10 ans à 35 ans, pour 18 de 35 ans à 70 ans et plus; Pauly a trouvé 54 kystes dermoïdes de l'ovaire de 10 ans à 35 ans pour 42 de 35 ans à 70 ans et plus; enfin le professeur Lannelongue dans son Traité des kystes congénitaux donne 14 kystes de 10 ans à 35 ans pour 7 de 35 ans à 70 ans et plus. Ainsi donc les auteurs sont unanimes à reconnaître que les kystes dermoïdes présentent leur plus grande fréquence de 10 ans à 35 ans, c'est-à-dire pendant la période la plus active de la vie génitale.

Ils sont plus fréquents à droite qu'à gauche. Lebert a trouvé 39 kystes à droite contre 19 à gauche et 6 doubles ; Pauly a trouvé 52 kystes à droite contre 40 à gauche et 20 doubles.

Ainsi donc voici que nous sommes en présence d'une tumeur kystique qui est très fréquente sur l'ovaire droit et qu'on rencontre surtout de 10 à 35 ans.

Mais les statistiques nous montrent également que l'appendicite se voit surtout dans cette période de la vie : maximum de fréquence de 10 à 25 ans.

L'appendice vermiculaire, siège de cette affection, est une portion atrophiée du canal digestif qui, accolée au cul-de-sac cœcal, occupe par conséquent la fosse iliaque droite. Il a par suite un siège commun avec la majorité des kystes dermoïdes.

Il est tout naturel alors que la question de diagnostic différentiel entre l'inflammation de l'appendice iléo-cœcal et la torsion pédiculaire des kystes dermoïdes de l'ovaire droit soit à établir.

Mais continuons l'étude des kystes dermoïdes : Quelle est leur constitution anatomique ?

D'un volume généralement plus petit que celui des kystes d'autre nature qu'on peut rencontrer sur l'organe ovarien. Les plus communs sont ceux du volume d'une grosse noix, d'une orange, d'une tête de fœtus, d'une tête d'adulte. Plus petits ils décèlent rarement leur présence et plus rarement encore on en rencontre de très gros comme par exemple celui enlevé par Péan qui contenait

2 litres de liquide et pesait 5 kilogr. Ce qu'ils ont de remarquable, c'est qu'ils présentent un poids très élevé comparé à leur volume. Ce sont, d'après Pozzi, les tumeurs présentant le poids le plus grand sous le plus petit volume.

Et cela tient à leur constitution,

Qu'ils soient uniloculaires ou plus rarement biloculaires et multiloculaires, ils présentent une paroi épaisse, sillonnée à la surface extérieure de vaisseaux, et un contenu très variable dans chaque cas : débris épithéliaux de la paroi interne, fragments osseux, poils, dents, ongles, etc., nageant dans une substance que l'on a comparée à une « bouillie blanche ou jaunâtre, homogène ou granuleuse, ou ressemblant à de l'huile » (Delens, Nicaise).

Situés tantôt sur la face antérieure, tantôt sur la face postérieure de l'ovaire (Legueu) auquel ils sont accolés, on les voit aussi remplacer cet organe, qui, dégénéré, est refoulé au point d'implantation du pédicule sur la tumeur.

Et en effet ce qui fut le pédicule ovarien devient le pédicule de la tumeur kystique.

Quelle est la constitution du pédicule ?

Il comprend le ligament utéro-ovarien, le ligament large, la trompe, les vaisseaux, les nerfs, les lymphatiques.

Les veines occupent la périphérie du pédicule, parfois grosses comme des intestins de lapin (Spencer Wels), elles ont une paroi très mince, et sont adhérentes aux parties voisines.

Les artères sont moins volumineuses : elles ont en moyenne le calibre de l'humérale.

Les nerfs sont assez petits, ils proviennent du système sympathique entourant les artères utérine et ovarienne ; ils émanent du plexus solaire.

Les lymphatiques remontent dans l'abdomen et aboutissent aux ganglions lombaires.

Ce pédicule peut présenter une longueur variable.

Lannelongue de Bordeaux dit que la grande longueur même du pédicule est un bon signe de kyste dermoïde.

Fieux de Bordeaux appuie les dires de son maître, de son expérience personnelle.

De plus, Armsperger, chirurgien italien, croit avoir remarqué, après avoir observé un certain nombre de kystes dermoïdes de l'ovaire, que la longueur du pédicule était généralement plus grande à droite qu'à gauche ?

Nous compléterons ces recherches dans le courant des chapitres suivants.

Ces tumeurs kystiques que nous venons d'étudier très succinctement, car il nous tarde d'arriver à notre sujet, sont fréquemment le siège d'un grand nombre d'accidents : entre autres la torsion de ce pédicule. Accident donnant lieu le plus souvent à des symptômes de péritonite ou quelquefois plus simplement de péritonisme. Nous allons rechercher

1º Quelles sont les causes de cet accident :

2º Quels sont ses symptômes ;

3º Nous rechercherons s'il est possible d'en faire le diagnostic précis. Nous tâcherons surtout de le distinguer de l'appendicite avec qui on le confond le plus souvent ;

5º Marche, terminaison, pronostic ;

6º Quel est le traitement ?

Nous nous excusons d'avoir entraîné le lecteur aussi loin du vrai sujet de cette thèse. On nous pardonnera aisément, en considérant que nous n'avons mis que le strict nécessaire et que somme toute c'était indispensable.

Causes et mécanisme de la torsion du pédicule.

La torsion du pédicule est un accident assez fréquent des kystes dermoïdes, c'est d'ailleurs ce qui paraît résulter des statistiques suivantes :

Thornton (1887), sur 57 torsions a 8 kystes dermoïdes ce qui donne la grosse proportion de 15 %, quand on trouve seulement 3 à 4 kystes dermoïdes sur 100 kystes de l'ovaire.

Rokitanski a une statistique de 13,5 %.

Finaz (1898) n'a que 6 à 7 %. Il est évident que cette diminution tient à ce que, depuis que l'ovariotomie est devenue opération courante, on n'attend pas qu'il se produise des accidents pour enlever un kyste dont on a reconnu la présence.

En somme les kystes dermoïdes paraissent présenter un certain nombre des conditions qui favorisent la torsion du pédicule.

Quelles sont les causes qui peuvent être incriminées ?

Nous les diviserons en deux catégories : 1° causes intrinsèques, c'est-à-dire celles provenant de la tumeur elle-même, 2° causes extrinsèques ou occasionnelles.

1° Causes intrinsèques.

a) Mobilité de la tumeur ; absence de toute adhérence courte ou solide avec les organes et parties voisines. Nous avons vu que les kystes dermoïdes ont généralement de longs pédicules : il en résulte que la tumeur est d'autant mieux mobile.

b) Petit volume et poids considérable de la tumeur favorisent le déplacement et par suite la torsion. Nous avons écrit plus haut que les kystes dermoïdes sont les tumeurs qui présentent le plus de poids sous le plus petit volume. Leur grosseur moyenne d'une orange, d'une tête de fœtus, d'une tête d'adulte même leur donne facilité d'évoluer très librement dans la cavité abdominale.

c) Inégalité d'épaisseur et de densité de la paroi du kyste. En effet quand un sphéroïde présente une portion, un segment de poids plus élevé, cette partie se portera toujours vers la déclivité, obéissant à la loi de la pesanteur, en faisant exécuter à la tumeur différents mouvements, parmi lesquels le mouvement de rotation sur elle-même. Et cette cause doit être assez fréquente pour les kystes dermoïdes: en effet, qu'un massif osseux garni de dents soit attaché à un point de la paroi (obs. X), il en résulte immédiatement que cette partie du kyste est entraînée par cette surcharge. De même dans un kyste multiloculaire, qu'une poche se vide, par une cause ou par une autre, aussitôt la loi de l'équilibre est rompue si tant est qu'elle existait auparavant. Il est difficile d'observer ces causes sur le fait : elles n'en sont pas moins plausibles.

d) Longueur et gracilité du pédicule. Nous venons de dire que plus le pédicule était long, plus la tumeur était mobile. On a écrit que dans les cas de torsion le pédicule mesurait généralement de .8 à 10 centimètres. Ce n'est certainement pas indispensable. On a vu la torsion se produire avec des pédicules courts, même avec des kystes séssiles, au niveau de la corne utérine.

De même la gracilité du pédicule est une cause favorisante, non cependant indispensable ; on cite des cas de torsion de pédicule comprenant toute la largeur de ce ligament large. (Voituriez, Lille, 1900.) (1).

2° CAUSES EXTRINSÈQUES OU OCCASIONNELLES

a) Alternatives de réplétion et de vacuité des réservoirs. Vercontre, Lawson Tait pensent que les alternatives de réplétion et de vacuité des réservoirs peuvent occasionner la torsion du pédicule. Des expériences de Vercontre et de Klobb ont démontré que lorsqu'on injecte du liquide dans la vessie, une tumeur liquide fixée à l'ovaire

---

(1) Les docteurs Charboni et Noto Antonino ont présenté au congrès de Palerme en 1900 un cas de kyste dermoïde du ligament large. Un autre cas a été signalé par Jacobs en Belgique, 1892.

Ils siégeaient dans les deux cas à la partie inférieure et externe de la trompe droite. Note in *Réforma Médical*, II, 1900.

exécute un mouvement de rotation sur elle-même et que la vessie étant évacuée, la torsion subsiste, tout au moins sur le cadavre ; car sur le vivant des influences feront ou pourront faire revenir la tumeur à sa place comme par exemple la sangle abdominale et le tonus musculaire, le poids des viscères abdominaux.

b) Une tumeur se développant au voisinage : fibrome, double kyste, tumeurs des organes voisins : L. Tait, Bouilly, Pozzi, Sp. Wels.

La grossesse peut parfaitement évoluer, mais elle peut aussi être cause de la torsion du pédicule, accident qui lui-même peut occasionner l'avortement (Obs. IV).

Egalement après une grossesse à terme, si le kyste n'a pas été trop gros pour que sa présence fût une gêne et qu'on l'enlevât ou bien ne fût pas soupçonnée, on peut voir une torsion du pédicule par suite du relâchement de la sangle abdominale.

c) La saillie du promontoire est incriminée aussi.

Parizot soutient qu'un kyste développé dans le petit bassin ne peut remonter dans la cavité abdominale qu'en exécutant un mouvement de rotation pour passer le promontoire.

d) Traumatismes, efforts, tel que celui de soulever un lourd fardeau, coup de pied, coup de poing ; les manœuvres d'exploration médicale même ont été vues suivies de torsion pédiculaire. Frankel, Rokitanski, Schrœder en rapportent des cas très bien observés.

e) Thornton, Parizot, Schrœder, ont vu la ponction suivie d'accidents de torsion. Sans doute cette opération rendait la tumeur plus petite, partant plus mobilisable ; ou peut-être en vidant une poche d'un kyste multiloculaire, le mettait dans les conditions de poids inégal de ses parties.

f) Les brusques changements d'attitude doivent avoir une influence considérable, car ils entraînent une modification de la statique des organes abdominaux. Certains auteurs n'admettent que ce genre de cause. Les travaux fatigants: faire la lessive (comme dans une observation de Voituriez), où l'on voit se produire une alternative de mouvements de flexion et d'extension du tronc; d'où un véritable brassage des viscères abdominaux ; les secousses d'un voyage, la danse, obs. X. Ces causes ont été observées par Rokitanski, Kidd, Baron, Voituriez et Potherat. Ce dernier auteur cite également le passage de la station debout à la station accroupie comme par exemple l'action de se mettre sur un vase.

L'âge ne peut pas être donné comme une cause favorisant la torsion. Cependant comme les kystes dermoïdes sont une spécialité de la période génitale et plus spécialement encore de la première moitié de la période d'activité génitale, il en résulte que sans rapport de cause à effet, nous pouvons admettre entre la torsion du pédicule des kystes dermoïdes et l'âge un rapport d'influence, indirect tout au moins.

Terminons ce chapitre en disant qu'il est bien probable que dans chaque cas la torsion n'est pas le fait d'une cause unique, mais d'un ensemble où l'une est, sinon plus effective, du moins plus visible que les autres.

Anatomie pathologique.

Nous avons vu dans le chapitre premier quelle est la constitution du kyste dermoïde et de son pédicule. Nous n'avons plus qu'à rechercher quelles sont les lésions causées par la torsion et l'étranglement.

1° *Lésions du pédicule.* — La rotation se fait d'une façon variable de gauche à droite ou de droite à gauche, c'était du moins l'opinion de Spencer Wels. Mais depuis on a confirmé l'observation de Rokitanski qui a trouvé que 8 fois sur 10 la torsion se faisait de dedans en dehors, c'est-à-dire de gauche à droite ou dans le sens des aiguilles d'une montre (Legueu). (Obs. VI. Obs X.) quelque soit le côté où siège la tumeur.

Le nombre de tours de spire est variable, cependant dans nos observations où l'on a noté cette particularité, nous trouvons 3 cas où l'on a trouvé 2 tours complets de spire, et un où l'on a trouvé 3 tours, ce qui concorde d'ailleurs avec l'assertion de Baron qui admet que l'on observe de 1/4 de tour à 4. Nous pensons que la majorité des cas où l'on est obligé d'intervenir d'urgence, c'est-à-dire où l'étranglement est suffisant pour entraver la nutrition du kyste, on doit trouver au-dessus de deux tours et non au-dessous. C'est ce qui ressort de nos observations d'ailleurs.

La torsion se fait généralement, sur le point le plus rétréci qui se trouve lui-même où les vaisseaux passent du pédicule sur la tumeur, au tiers externe ; on le voit aussi se produire au niveau de la corne utérine.

Degré de la torsion. — Elle peut être brusque ou lente, serrée ou lâche. Nous adopterons la division de Legueu en torsion brusque, avec étranglement complet, et torsion lente avec étranglement incomplet : division qu'il a donnée à propos de la torsion des hydrosalpinx.

Nous ne nous faisons aucun scrupule de l'appliquer aux torsions pédiculaires des kystes dermoïdes de l'ovaire droit.

En effet, dans notre dizième observation, il est bien probable que l'étranglement fut incomplet dans les deux crises qui précédèrent l'opération de deux années complètes, puisque d'une durée de 8 jours, la tumeur ne fut pas sphacélée, ce qui n'eût pas manqué de se produire si l'étranglement eût été complet. Or sphacèle, gangrène, péritonite, mort ou opération : ce qui n'a pas été.

Lésions proprement dites du pédicule. — Si l'étranglement est incomplet (Legueu), si la nutrition des parties constitutives est seulement gênée, on note une simple congestion, les veines seules sont comprimées, avec coloration rouge vineux.

Si au contraire l'étranglement est complet (Legueu), si veines et artères sont obturées, c'est le sphacèle, la gangrène caractérisée par teinte grisâtre, feuille morte : accompagnée d'œdème. puis friabilité excessive, qui le fait parfois se briser. La tumeur devient libre dans la cavité abdominale ou tributaire de ses nouvelles adhérences si elle en a contractées.

Lésions du kyste. — Congestion des veines de la surface, avec exsudat, coloration noirâtre, rouge lie de vin, variant avec le degré de la torsion (Legueu-Finaz).

A l'intérieur du kyste, ischémie, exsudat séreux, hématique, souvent hémorrhagique, transformant le contenu en un liquide brun jaunâtre, couleur chocolat, à odeur parfois franchement gangréneuse. Bien probablement le contenu est septique, aussi faut-il éviter soigneusement d'en laisser répandre dans la cavité péritonéale.

Lésions du péritoine. — Sérosité rosée avec souvent des adhérences entre le kyste et l'intestin, l'épiploon, l'appendice vermiculaire qui se trouve compris dans la masse agglutinée.

Péritonite aiguë dans les cas de sphacèle, probablement due à un exsudat septique (Lejars).

Lésions de voisinage. — Thrombose partie des veines du pédicule, s'étendant aux veines du ligament large et même jusqu'à l'iliaque et la fémorale.

Symptomes

La plupart du temps les malades avaient eu jusque-là
une santé parfaite. A peine de temps en temps quelques
malaises sans importance : tels que nausées, constipation
alternant avec diarrhée, incontinence ou rétention
d'urine passagère, mais phénomènes pas assez accentués
pour que l'on ait appelé l'attention vers la vraie cause
de ces symptômes.

L'appétit n'était pas modifié, les règles ne s'accompa-
gnaient d'aucune douleur, d'aucun trouble et c'est au
milieu de ce bon état général qu'une jeune fille ou une
jeune femme est prise pour la première fois d'accidents
graves.

A la suite d'un traumatisme, d'une fatigue, après une
nuit de bal, au lever, au saut du lit, elle ressent tout à
coup une douleur intense, continuelle, s'accompagnant
parfois de syncope. La malade peut rester assise, le plus
souvent réintègre son lit.

Le visage est pâle, la respiration sterno-costale supé-
rieure, accélérée, le pouls petit, rapide, battant à 100

120 pulsations à la minute. La fièvre peut être modérée, mais on cite des cas où elle atteint 39°5 et 40° (ob. IV).

La douleur, aiguë, siège dans la fosse iliaque droite, tantôt avec maximum au point de Mac-Burney (obs. X), tantôt plus haut, tantôt plus bas, occupant parfois tout l'abdomen.

On constate que la fosse iliaque droite est soulevée en masse, comme aussi on peut ne trouver aucune différence entre les deux côtés. Matité à droite à la percussion, tympanisme à gauche.

Le palper est très difficile, sans le chloroforme, et il doit être prudent quand on redoute l'appendicite. On *sent la paroi* tendue et la musculature extrêmement contractée. Plus profondément, on perçoit un plastron occupant la fosse iliaque, limité ou non, dont on apprécie très imparfaitement la consistance,

En même temps sont apparus des vomissements alimentaires, si l'accident se produit peu de temps après un repas, puis muqueux, bilieux, rarement fécaloïdes.

Ils ne sont pas fréquents et ne durent pas longtemps, ob. X. La langue est saburrale.

La constipation est la règle, opiniâtre; mais cédant toutefois à des purgatifs répétés, quand le diagnostic étant établi on ne craint plus d'en administrer.

Cet état aussi alarmant, autant par la soudaineté de son début, que par son allure bruyante, jette la frayeur.

Comment cela va-t-il se terminer?

1° Ou bien la détorsion se produit, c'est-à-dire que les choses se remettent en leur état antérieur. L'étranglement a été sinon incomplet du moins de courte durée, la tumeur ne s'est pas nécrosée, ni immobilisée par de nouvelles adhérences (1). Alors les symptômes diminuent petit à petit d'intensité et disparaissent complètement après un temps variable ; une période de 8 jours, comme dans notre dixième observation, où presque certainement ce fait a dû se produire. Dans l'intervalle des crises la santé est parfaite.

2° Ou bien la détorsion ne se produit pas, la tumeur contracte des adhérences dans sa nouvelle position, elle continue de végéter. Egalement comme dans le cas précédent, les symptômes aigus disparaissent et tout danger paraît éloigné. Mais dans ce cas la santé reste compromise ; l'appétit est capricieux, la malade a des nausées, de la constipation alternant avec de la diarrhée, il persiste une douleur, sourde, éveillée par la pression dans la fosse iliaque droite. La malade s'amaigrit, s'anémie, elle devient pâle, faible, si bien que cette cachexie peut même en imposer pour une dégénérescence maligne.

Il est bien rare que dans ces cas il y ait une autre crise aiguë, car la tumeur est complètement immobilisée par ses adhérences.

L'observation quatrième nous fournit un exemple.

(1) Une observation de Voiturez de Lille montre que les adhérences n'étaient pas suffisantes après une semaine pour fixer la tumeur dans sa nouvelle situation.

3° Ou bien la torsion a été brusque et l'étranglement complet, les veines sont complètement obturées, les artères continuent à apporter du sang, il se fait une hémorrhagie ou simplement un exsudat hémorrhagique à l'intérieur du kyste qui devient noir, violacé, se nécrose, donnant lieu à un ensemble de symptômes graves qui font que l'opération est réclamée d'urgence.

Mais avant d'intervenir il faut tout au moins un diagnostic. Que va-t-il être ?

Diagnostic.

La malade est vue quelques heures après le début des
accidents.

A quoi peut-on penser ?

Deux cas peuvent se présenter :

1º Ou bien on a constaté avant la crise, la présence
d'une tumeur dans la fosse iliaque. Dans ce cas les chan-
ces d'erreur sont presque nulles. On songe sûrement à
rattacher les accidents que l'on constate à la torsion du
pédicule.

2º Ou bien on ignore la présence d'une tumeur dans
cette région.

a) Est-ce une colique néphrétique, avec hydronéphrose? Cette affection est plus fréquente chez l'homme
que chez la femme, puis c'est une rareté chez le jeune
sujet, prédominance entre 30 et 60 ans, maladie de l'âge
adulte et de l'âge mûr. Un seul cas où l'on puisse se
tromper, c'est quand un kyste tordu comprime l'uretère
et occasionne une hydronéphrose. Ce doit être très
rare.

b) Est-ce un étranglement interne ? Dans ce cas nous aurions un ballonnement considérable du ventre, des vomissements fréquents et fécaloïdes, la constipation absolue et absence d'émission de gaz ; le facies est plus altéré, car il y a presque fatalement stercohémie.

c) Est-ce une hématocèle péri-utérine ? C'est une affection de la vie génitale et qui comporte un passé de ces organes. Dans ce cas on peut pratiquer le toucher vaginal et l'on distinguera rapidement la consistance d'un kyste qui est dure et résistante de celle d'une collection quasi-liquide.

Nous glissons rapidement sur ces précédentes affections, car une erreur de diagnostic est plus facile à éviter.

d) Est-ce une appendicite ? Evidemment c'est l'affection la plus difficile à distinguer de la torsion du pédicule des kystes dermoïdes de l'ovaire.

Tout l'ensemble des symptômes a une ressemblance étonnante.

Cependant on les peut différencier l'une de l'autre, malgré les antécédents gastro-intestinaux qui aiguillent le diagnostic vers l'appendicite, malgré l'absence de passé génital qui éloigne l'idée d'une affection de l'ovaire, par le simple examen extemporané.

Discutons les symptômes et avec Bouilly nous reconnaîtrons que « dans l'appendicite les phénomènes de réaction péritonéale sont peut-être moins bruyants mais ils sont portés d'emblée à un degré de gravité dont on a presque instinctivement l'impression, et que l'on

n'observe pas dans la pelvi-péritonite d'origine annexielle
même de forme grave. La sensibilité abdominale est
plus grande et plus étendue, le ballonnement est plus
prononcé, les vomissements bilieux sont plus marqués et
plus répétés ; la parésie intestinale est plus accentuée ; le
facies est plus rapidement altéré ; en un mot les traits du
tableau péritonéal sont plus marqués et mieux dessinés
et d'emblée la gravité de l'état apparaît plus sérieux
dans l'appendicite que dans la pelvi-péritonite d'origine
annexielle. La température même est en général plus éle-
vée dans la crise appendiculaire, dès le début 39° et
même plus, tandis qu'elle atteint rarement cette hauteur
dàns la pelvi-péritonite annexielle et en tout cas ne s'y
maintient que quelques heures.

« Dans l'appendicite les symptômes augmentent d'intensité ou tout au moins l'état grave reste stationnaire ;
tandis que dans les crises péritonéales d'origine annexielle,
même après un début orageux, à grand fracas, les accidents s'amendent rapidement. » (Bouilly).

Puis également le palper peut nous fournir des renseignements de grande valeur. Dans le cas de kyste de l'o-
vaire, on a généralement la sensation d'une masse volumineuse « démesurément grosse pour une collection
appendiculaire » occupant la région iliaque droite, pouvant
s'étendre de l'épine iliaque antéro-supérieure à l'ombilic,
et même plus haut et plus à gauche ; la sensation d'une
masse dure, mobile, ou mobilisable, et immédiatement
située au-dessous de la paroi, tandis que dans l'appen-

dicite, on n'a pas une sensation de tumeur aussi nette, aussi précise, on perçoit plutôt un empâtement plus ou moins limité, fixe, profond.

On a pu avoir parfois la sensation de flot, mais ce ne peut être qu'exceptionnel avec les kystes dermoïdes.

La fluctuation non plus ne donne de signes distinctifs très nets.

La percussion aide à limiter la tumeur. Mais ce procédé est inférieur au palper.

Le toucher vaginal, quand il est possible, ne donne pas de bien grands renseignements, cependant il a permis de faire le diagnostic d'appendicite. Il a contre lui, dans les cas qui nous occupent, de n'être pas praticable : dans 3 ou 4 de nos observations on eut à examiner des jeunes filles qui étaient vierges.

Le toucher rectal, malgré qu'il soit une mauvaise préparation à une intervention qui doit être aseptique, est un procédé qui donne quelques bons renseignements. Le docteur Legueu affirme à propos de notre onzième observation qu'il aurait pu faire le diagnostic de kyste tordu par ce moyen.

Quelques chirurgiens même ont pu sentir le pédicule tordu. Il ne faut pas trop compter sur cette chance. Cependant nous pensons qu'il ne la faut pas négliger.

Tous les chirurgiens préconisent le toucher rectal dans les cas douteux d'appendicite. Delatour de Brooklyn, a apporté un certain nombre d'observations où il put parfaire le diagnostic douteux d'appendicite par le toucher rectal.

Le procédé de Simon d'Heidelberg, outre qu'il nous offre plutôt à examiner la fosse iliaque gauche ne nous paraît pas un procédé indispensable et très recommandable.

On a proposé aussi dans les cas douteux de kyste tordu de faire une incision exploratrice. Nous croyons qu'il est peu possible d'employer un tel procédé qui sort complètement de la clinique.

Plus à propos on recommande de faire l'examen sous le chloroforme. C'est un bon moyen de faciliter l'exploration. Mais on ne peut l'employer que dans les cas où l'anesthésie est faite en vue de l'opération. Il n'en a pas moins une grande valeur.

En résumé nous voyons qu'il est parfaitement possible de distinguer une torsion de pédicule de kyste dermoïde de l'ovaire droit, de l'appendicite en particulier : par la valeur comparée des symptômes et par un examen approfondi de la tumeur : examen par le palper, le toucher vaginal et rectal, par le palper et le toucher combinés, en s'aidant du sommeil anesthésique.

Pronostic.

Le pronostic de cet accident des kystes dermoïdes de l'ovaire, se réduit au pronostic opératoire ; car il est presque certain qu'un kysto tordu, abandonné à lui-même, aménera la mort à plus ou moins bref délai, tantôt par péritonite aiguë généralisée, tantôt par cachexie comme dans notre observation IV.

En somme, pronostic bénin, parce que l'on opère aussi-tôt le début des accidents.

Traitement.

Quand et comment doit-on intervenir ? Il est difficile de fixer un moment plutôt qu'un autre. En principe tout kyste tordu doit être opéré.

Nous allons distinguer deux cas ; ce qui se présente le plus souvent :

1° Ou bien il faut opérer d'urgence, car il y a danger immédiat.

2° Ou bien tout danger immédiat est conjuré.

Dans ce dernier cas, un examen sérieux amène à découvrir le corps du délit et alors c'est au chirurgien de choisir le bon moment et d'enlever le kyste qui sera sûrement cause d'autres accidents, peut-être mortels si l'on ne peut arriver assez tôt.

Ou bien alors, la malade est dans un état très alarmant, la vie est en danger, on ignore même la cause de tout ce fracas, est-ce une appendicite ? Qu'est-ce ? Peu importe, il faut opérer de suite. Nous pensons que c'est la meilleure façon d'obtenir un bon résultat. Si le diagnostic est en défaut; tant pis ; le diagnostic d'intervention est formel, et nous n'avons qu'à lire les leçons du professeur Duplay pour nous en convaincre. (Duplay, *Gazette des Hôpitaux*, 1899.)

Comment doit-on intervenir ? Quelle est l'opération de choix ?

Deux cas peuvent se présenter :

1° Si l'on a fait le diagnostic de kyste tordu, il n'y a pas de choix, c'est la laparotomie avec incision médiane ; incision que l'on proportionne aux dimensions du kyste, car il est toujours utile dans cette occurrence de commencer par une incision exploratrice, pour permettre au doigt d'aller mesurer à peu près les dimensions de la tumeur. Quand on incise le péritoine, nous pensons qu'il est utile de prendre garde de ne pas ouvrir la tumeur kystique qui est souvent accolée directement à sa face postérieure. Le résultat serait un écoulement dans la cavité péritonéale de matière, septique quoiqu'on en ait dit ; et la compromission du succès opératoire.

2° Si l'on n'a pas fait le diagnostic, si l'on hésite entre appendicite et kyste de l'ovaire à pédicule tordu, la question est aussi nette et notre maître Lejars affirme, à juste titre d'ailleurs « qu'il vaut mieux trouver un kyste de l'ovaire droit avec une incision iliaque oblique, que tomber sur une appendicite avec une incision médiane. »

Dans notre observation dixième cette règle de conduite fut mise en pratique. Le diagnostic était hésitant et malgré la grosseur relative de la tumeur, qui atteignait environ une tête de fœtus, il fut très possible de la faire basculer hors la cavité abdominale ; on n'eut besoin que de prolonger l'incision de quelques centimètres vers le haut.

Mais que la laparotomie soit médiane ou latérale, la suite opératoire est la même quand on trouve un kyste à pédicule tordu :

On pratique ou non la ponction de la poche à l'aide d'un appareil aspirateur ; ce qui a pour but de rendre la tumeur plus petite et par suite plus facile à énucléer ; on a aussi moins de crainte de la voir se rompre pendant les manœuvres suivantes, qui ont pour but de la faire basculer en dehors de la cavité abdominale à travers l'incision.

Puis, après une ligature solide sur la partie encore vivante du pédicule, on le sectionne.

Détersion du petit bassin où l'on ne trouve habituellement qu'un peu d'exsudat.

Réunion de la paroi par trois plans de suture en laissant un petit drain à la partie inférieure de l'incision.

Dans tous les cas que nous avons pu réunir, la guérison fut complète et rapide. Donc, pronostic opératoire aussi favorable que possible.

Observations.

Observation I (1882.)

Torsion du pédicule d'un kyste dermoïde de l'ovaire droit.

(Alb. Doran, in *Obst. Trans. London.*)

Femme âgée de 32 ans qui se plaignait de douleurs vives dans l'abdomen.

Règles toujours régulières.

Douleurs intenses dans fosse iliaque droite depuis 1881.

A son entrée à l'hôpital elle était dans un état très inquiétant.

Les règles qui avaient disparu reprennent le 26 janvier, et les souffrances sont toujours intenses dans l'abdomen.

On constate une tumeur faisant saillie dans la partie droite de l'abdomen, allant du pubis à l'ombilic, mobile dans toutes les directions. L'utérus est mobile. Le kyste, dont on a fait le diagnostic, descend dans le petit bassin et occupe la partie droite de l'utérus.

Il opère la malade le 20 avril 1882 avec son collègue Bantock. Après chloroformisation et incision de la paroi abdominale, on trouve une tumeur de couleur foncée dans la fosse iliaque droite. Par la ponction on en retire 8 pintes de matière grasse, de couleur foncée.

Elle est rattachée à l'utérus par un pédicule long et grêle qui est sectionné après une double ligature. On remarque alors qu'il présente plusieurs torsions sur lui-même. On enlève en même temps l'ovaire ; et l'abdomen est refermé.

C'était un kyste dermoïde de la grosseur d'une orange.

Doran ajoute que les symptômes prédominants étaient ceux d'une péritonite et que la douleur donnait l'impression d'une large tumeur. Il dit que l'inflammation a été assez rapide pour que la complication péritonéale empêchât de porter l'attention vers l'existence d'un kyste, qui heureusement avait été diagnostiqué auparavant, pendant les crises antérieures.

OBSERVATION II (1897.)

M. le docteur Brun a présenté à la Société de chirurgie le 31 mars 1897 un kyste ovarique à pédicule tordu qu'il avait enlevé le matin. L'intérêt du fait est que la jeune fille opérée lui avait été envoyée comme atteinte d'appendicite, c'est le deuxième cas qu'il a observé.

A la même séance M. le docteur Routier a dit avoir vu récemment un cas semblable. (*Bull. Société de chirurgie*, 31 mars 1897.)

OBSERVATION III (1899)

Kyste dermoïde de l'ovaire droit avec torsion du pédicule.

(Voituriez, in *J. des Sc. M. de Lille*, 1900).

Mme C..., 25 ans, entre à la maison Saint-Raphaël pour une tumeur abdominale. Opérée le 24 avril 1899.

Il y a eu précédemment des symptômes péritonéaux, assez intenses ; depuis il existe des douleurs persistantes.

Il s'agissait d'une tumeur oocupant la partie moyenne de l'abdomen, remontant du pubis jusqu'à trois travers de doigt au-dessus de l'ombilic. Sonorité dans les deux flancs. Par le toucher vaginal on sent le cul-de-sac postérieur du vagin déplissé, occupé par ce que l'on croit être un prolongement de la tumeur. La tumeur est fixe ; la fluctuation n'est pas nette ; néanmoins on perçoit une certaine mollesse et même de la réni-tence.

Opération : Dès l'incision du péritoine on constate des adhérences intimes du péritoine pariétal, à la face antérieure de la tumeur. Ces adhérences épaisses, fibreuses, existent surtout à droite. Plus haut la tumeur est recouverte par l'épiploon et lui adhère fortement. On sectionne ces adhérences épiploïques entre deux ligatures et l'on ponctionne le kyste. Il ne s'écoule que peu de liquide, grisâtre ; on retire le trocart et l'on fait basculer la tumeur au dehors du ventre. Il sort par l'ouverture pratiquée une grande quantité de substance grisâtre, analogue à du mastic, formant des grumeaux arrondis ou ovoïdes au milieu desquels se rencontrent des touffes de poil. Le kyste une fois vidé est attiré au dehors, il adhère fortement à une anse d'intestin grêle et l'on est obligé pour le séparer d'en faire une dissection attentive au bistouri.

La face postérieure du kyste est en contact avec un paquet d'anses intestinales agglutinées et adhérentes, que l'on décolle laborieusement ; on constate à ce niveau que la paroi de la tumeur est d'aspect gris sale et d'une nutrition défectueuse. On arrive aussi à dégager le pédicule qui présente la dimension du petit doigt, est tordu sur lui-même (2 tours complets) et de plus est exsangue et jaunâtre.

Une simple ligature au fil de soie est jetée sur lui et l'on sépare la tumeur d'un coup de ciseau.

Il s'agit d'un kyste dermoïde volumineux de l'ovaire droit. Les dimensions avant la ponction dépassaient une tête d'adulte.

On trouve une seconde tumeur kystique, grosse comme deux poings, qui a elle-même subi un commencement de torsion du pédicule, et s'est prolabée dans le cul-de-sac de Douglas, très élargi. Torsion avec étranglement incomplet, sans adhérences, ni troubles de nutrition de la paroi. On l'enlève sans difficulté.

Toilette du péritoine, drain dans le cul-de-sac de Douglas, trois plans de suture de la paroi abdominale. Suites opératoires très simples. La malade est sortie guérie trois semaines après.

OBSERVATION IV (1899).

Kyste dermoïde de l'ovaire droit à pédicule tordu.

(Bouilly, in *La gynécologie*, décemb. 1899.)

Mme S..., 22 ans. Bien constituée. Un peu lymphatique. Vient de province avec l'histoire suivante : Mariée depuis 4 ans, fausse couche quelques mois après son mariage ; grossesse à terme il y a deux ans et demi ; grossesse au 6ᵉ mois quand survinrent ces derniers accidents. Seulement un peu d'albumine.

18 septembre dernier, sans cause appréciable, douleur très violente dans le côté droit, dans la fosse iliaque droite, avec vomissements, phénomènes de péritonite, ou au moins de péritonisme, élévation de la température qui monte à 39°5 et 40°. En même temps, gros empâtement diffus, douloureux, qu'on sent bien dans la fosse iliaque droite.

Au troisième jour de ces accidents, fausse couche d'un fœtus d'environ 6 mois. Fièvre et douleur durent encore une quinzaine de jours et vont en s'atténuant. Précautions antiseptiques très minutieuses et il semble n'y avoir aucune infection utérine. Les médecins de la région qui soignent cette malade pensèrent. avec juste raison, qu'il s'agissait d'une crise aiguë d'appendicite causant l'avortement.

Chute des accidents, repos absolu au lit en octobre et novembre, le côté droit reste douloureux soit spontanément soit au palper et l'on y sent toujours une induration.

Elle vient à Paris le 20 novembre.

Etat général faible et languissant, sans être mauvais ; appétit peu prononcé ; garde-robes difficiles ; pas de fièvre. Ventre n'est plus douloureux ni ballonné ; sensible à droite.

Utérus bien revenu sur lui-même ; le toucher n'indique aucune lésion péri-utérine. Tout est localisé dans la fosse iliaque droite, et c'est de cette région que se plaint la malade.

Au palper, violente douleur au point de Mac-Burney, aussi au dessus et un peu au dehors de ce point ; un peu au-dessus de la ligne spino-ombilicale, près de l'épine iliaque antéro-supérieure, on sent une induration profonde, dure, volumineuse du volume environ du petit doigt, fusiforme, immobile, paraissant faire corps avec les tissus profonds, douloureuse à la pression.

Cette masse est beaucoup plus volumineuse que la plupart des appendices chroniquement enflammés ; en outre, elle est située un peu au-dessus et en dehors du point de Mac-Burney. Néanmoins je ne peux me défendre de penser qu'il s'agit d'un appendice induré, augmenté de volume, contenant peut-être un corps étranger et entouré de fausses membranes et d'épaississement cellulaire de péri-appendicite. Je ne laisse pas que de trouver les signes physiques un peu anormaux. Néanmoins, l'indication opératoire est formelle, et la laparotomie est acceptée à l'avance par la malade qui ne veut pas consentir à mener une existence d'invalide.

Opération le 25 novembre. Incision latérale sur l'induration, la débordant en haut et en bas. Le péritoine pariétal est rouge, épaissi, adhérent aux anses intestinales qui masquent la région. Celles-ci décollées et écartées, le ventre bien protégé par des compresses, on arrive sur un corps noirâtre, ressemblant à une truffe, appliqué et collé à la face interne de la fosse iliaque antéro-supérieure. Ce simple aspect suffit pour faire rejeter le diagnostic d'appendicite.

La masse noirâtre, plus volumineuse qu'elle ne semblait au premier abord, du volume environ d'une grosse noix, est décollée, à l'aide d'une compresse, des adhérences solides qui l'unissaient aux tissus voisins, et est facilemement reconnue pour un ovaire.

Elle est,à sa partie interne,reliée par un pédicule grêle, tordu sur lui-même un grand nombre de fois et noir comme le reste de la tumeur. Il n'y a plus aucun doute sur la nature de celle-ci ; il s'agit d'un petit kyste de l'ovaire dont le pédicule s'est tordu et dont la lésion a donné lieu à tout le cortège péritonéal du début des accidents. La position anormale de ce kyste ovari-que, haut situé s'explique facilement par le siège qu'il occupait au sixième mois de la grossesse, par le développement de l'utérus gravide, alors qu'il a été surpris par la torsion de son pédicule. Fixé par les adhérences péritonéales solides, dévelop-pées à la suite de cet accident, il n'a pu suivre le retrait de l'utérus et il est resté ahérent dans ce siège anormal.

En outre, en un point de ce kyste, adhère l'extrémité termi-nale de l'appendice, rouge et vascularisé à ce niveau, mais absolument sain dans tout le reste de son étendue.

Le kyste est enlevé après la ligature de son pédicule au catgut, au-dessous des limites de la tumeur, et par précaution, l'appendice est également réséqué à sa base

Le pédicule du kyste, a subi au moins deux tours de torsion ; il est mince et grêle, et est devenu très friable ; il est difficile de reconnaître dans quel sens s'est produite la torsion.

Le kyste a le volume d'un gros œuf de pigeon ; ses parois sont absolument noires, infiltrées de sang dans leur épaisseur, devenues noirâtres, marc de café ; à la coupe on trouve un liquide jaunâtre graisseux, puriforme, peut-être même puru-lent, une grosse pelote de cheveux enroulés, deux dents ayant l'apparence d'incisives, implantées. sur un petit fragment osseux, c'est un type de kyste dermoïde.

Le ventre est refermé par trois étages de sutures sans drai-nage. Aujourd'hui 9 décembre, 12 jours après l'opération, la malade peut être considérée comme guérie : elle n'a jamais présenté la moindre apparence de complication opératoire et a vu disparaître les douleurs d'une façon pour ainsi dire immédiate.

OBSERVATION V (1900.)

Kyste de l'ovaire à pédicule tordu.
Kyste dermoïde à pédicule tordu.

(Reclus, in *Thèse* Daubry. 1900.)

Réglée à 18 ans régulièrement.

Il y a un an la malade a commencé à souffrir au moment des règles très peu abondantes.

Elle a vu en même temps son ventre grossir du côté droit au point de ne pouvoir plus attacher ses jupes.

Elle se plaignait de douleurs lombaires et de douleurs abdominales au moment des règles.

Brusquement le 17 août elle est prise de douleurs abdominales violentes, avec fièvre, vomissements ; on l'apporte à l'hôpital.

Le ventre est tendu, douloureux, elle vomit, le pouls est rapide. Température 39º.

Opération le 25 août 1900. Après anesthésie au chloroforme on pratique la laparotomie ; on trouve un kyste dermoïde de l'ovaire droit avec pédicule tordu deux fois sur lui-même, l'opération est des plus simples. Température 37º.

OBSERVATION VI (1900)

Kyste dermoïde de l'ovaire droit à pédicule tordu.

(Par Bender et Heitz, interne des hôpitaux, In
Bull. Soc. An., 1900).

Mme C..., 47 ans, entre dans le service de M. Michaux pour des douleurs abdominales violentes. La malade raçonte qu'elle a souffert de son ventre depuis sa jeunesse, mais les douleurs ont beaucoup augmenté depuis une chute qu'elle a faite, il y a environ deux ans. Ces douleurs siègent à la région hypogastrique et dans les deux fosses iliaques, s'irradiant aux lombes et à la racine des membres inférieurs : ce sont des douleurs continues et gravatives, entrecoupées de temps à autre par des exacerbations intenses, apparaissant sous forme de crises extrêmement pénibles. Depuis quelque temps, la malade éprouve de grandes difficultés pour uriner et la constipation est à peu près absolue.

La malade a toujours été bien réglée.

A l'examen, on remarque que le ventre est volumineux, légèrement ballonné. A la palpation on sent une tumeur presque médiane, débordant cependant un peu du côté droit, remontant en haut jusqu'à l'ombilic, s'enfonçant d'autre part dans le petit bassin.

Cette tumeur est un peu mobile : elle est lisse à la palpation dans presque toute son étendue, sauf à droite où l'on sent quelques nodosités. Consistance dure.

Au toucher vaginal, on constate que le cul-de-sac gauche est douloureux. L'utérus semble remonter en masse et le col est dévié à droite et en avant.

L'état général s'est maintenu satisfaisant pendant assez longtemps, mais dans les derniers temps il s'est produit une aggravation marquée ; la malade est amaigrie et affaiblie.

Opération : On tombe sur un kyste volumineux de l'ovaire droit. La tumeur est facilement attirée hors de l'abdomen et l'on constate que le pédicule est tordu dans le sens des aiguilles d'une montre. L'ablation en est très aisée. On enlève en même temps un hyposalpinx du côté gauche et le ventre est refermé.

Suites opératoires bonnes au début, quelques jours après broncho-pneumonie qui a emporté la malade.

Examen de la tumeur. Kyste nettement bilobé, gros comme

une tête d'homme. Poches communicantes. Contenu graisseux, jaunâtre, semblable à du beurre fondu. Dans chaque, masse de cheveux, longs, noirs.

Massif osseux avec dents mesurant 1 centimètre et demi environ.

OBSERVATION VII (1900)

Kyste dermoïde de l'ovaire avec torsion du pédicule pris pour une appendicite.

Medical Record, 17 février 1900. Brooks Wels.

Le docteur Brooks Wels relate un cas montrant quelle est la difficulté de certains diagnostics.

Il avait été appelé récemment pour voir une jeune fille supposée souffrir d'une crise d'appendicite aiguë ; quelques jours auparavant elle était en parfaite santé.

La constipation était absolue et quelques heures avant son arrivée, la malade était tombée en collapsus.

L'abdomen énormément distendu et extrêmement douloureux rendait presque impossible la palpation.

L'intervention fut faite au milieu de la nuit, tant le cas était urgent. L'incision faite de la paroi abdominale révéla un commencement de péritonite généralisée et aussi ce fait que l'appendice était adhérent à une masse de la grosseur d'une orange située dans la cavité pelvienne. L'appendice lui-même ne portait pas trace d'inflammation.

La tumeur n'était autre qu'un kyste dermoïde de l'ovaire, deux fois tordu sur son pédicule.

La cavité abdominale fut lavée et remplie d'une solution saline qui y fut abandonnée.

La malade guérit rapidement.

Observation VIII (1900)

(*Medical Record*, 17 février 1900.)

Le docteur P.-A. Harris fut appelé dans un cas semblable (le diagnostic posé étant celui d'appendicite).

Cependant, avant l'intervention, la tumeur avait été suffisamment large pour être découverte par la palpation,

La malade avait eu trois crises consécutives de douleurs intenses et comme conséquence une hématocèle était venue compliquer la torsion du pédicule.

Observation IX

The obstetrical society of Boston, 1900.

Dans une discussion, sur la torsion des pédicules des kystes ovariens, à la Société obstétricale de Boston, en 1900, à laquelle prirent part Swift, Richardson, Reynolds, le docteur Munro, à propos des difficultés du diagnostic, cita un cas de kyste dermoïde de l'ovaire avec torsion du pédicule, siégeant à droite; on avait fait le diagnostic d'appendicite.

Observation X (Inédite) (1901).

(Service de *M. le docteur Lejars*, hôpital Tenon).

Jeanne V..., âgée de 16 ans, a eu la rougeole et la scarlatine étant toute jeune, puis fut bien portante jusqu'à l'âge de 11 ans.

Ses premières règles sont apparues à l'âge de 14 ans. Elle n'a rien remarqué du côté de la fosse iliaque droite au moment de leur apparition.

Au mois d'octobre 1895, elle a ressenti subitement sans cause appréciable une violente douleur dans le ventre, surtout à droite ; douleur qui la força à se mettre au lit. Elle n'eut pas de syncope, mais eut de la fièvre et une constipation opiniâtre qui ne céda que sous l'effort de plusieurs purgations, elle eut aussi des vomissements mais pas de troubles urinaires. Notons qu'à cette époque elle n'était pas réglée. Cette crise dura environ une période de huit jours, après quoi sous l'influence du repos, tout rentra dans l'ordre.

En 1896, elle eut une nouvelle crise avec absolument les mêmes symptômes ; toutefois la malade fait remarquer que cette fois les accidents qu'elle présenta furent bien moins intenses que la première fois.

Soignée chez elle, dans sa famille, le médecin qui fut appelé, constata dans la fosse iliaque droite la présence d'une tumeur, dure, mobile, douloureuse à la pression. La malade fait remarquer que cette douleur ne l'empêchait pas de se remuer. Jamais elle n'a présenté de troubles urinaires.

Après cette crise il y a une période de calme assez longue, qui dura deux ans, 1899 et 1900. pendant laquelle la malade ne présenta aucun incident de ce côté.

La malade mangeait bien, un peu de constipation seulement, tout allait pour le mieux et elle allait oublier ses premières crises quand le 17 mai 1901, après une soirée passée au bal, où la malade dansa beaucoup, dit-elle, elle ressentit quelque souffrance pendant la nuit. Cette douleur peu intense ne faisait que la réveiller et interrompre son sommeil momentanément.

Le matin au réveil, la malade voulut se lever, mais la douleur alla en augmentant d'intensité, sans occasionner de syncope.

Localisée surtout dans la région lombaire si bien qu'elle ne pouvait garder que la position assise.

En même temps vomissements, mais pas très nombreux qui ne durèrent que le premier jour. Pas de constipation.

Dans la journée, la malade est obligée de se remettre au lit. Elle a de la fièvre et ne peut manger. Elle éprouve une douleur intense dans la fosse iliaque droite et seulement là.

Un médecin consulté, constate encore dans ce côté de l'abdomen la présence d'une tumeur, difficile à délimiter mais très douloureuse à la pression. Il y a défense musculaire et hyperesthésie cutanée.

Le second jour, le 18 mai, la douleur existe toujours, mais n'a pas augmenté d'intensité, ni diminué d'ailleurs. Plus de vomissements. Un peu de constipation et toujours pas troubles urinaires.

Le médecin traitant, en présence de ces symptômes, décide d'envoyer la malade à l'hôpital pour qu'on pratique une intervention, car la fièvre est toujours forte : temp. 39° à son entrée et le pouls est rapide, 100 pulsations.

Tout ce qui précède n'a été connu qu'après l'opération. Le médecin traitant n'assistait pas. On ignorait par conséquent la présence d'une tumeur dans l'abdomen.

A l'entrée on trouve la malade très pâle, le faciès fatigué et un peu tiré, l'air très souffrant, ne répondant aux questions qu'avec difficulté.

Le pouls est à 125, petit, la respiration est un peu fréquente, le ventre notablement ballonné surtout dans la région sous-ombilicale, où l'on perçoit, assez mal d'ailleurs, la sensibilité étant extrême, une masse volumineuse, occupant la fosse iliaque et se prolongeant loin vers la ligne médiane. Douleur très nette au point de Mac-Burney. Toute espèce de toucher est impossible.

On intervient séance tenante ; l'anesthésie obtenue, la masse iliaque se dessine nettement à travers la paroi abdominale, elle paraît démesurément grosse pour une collection appendiculaire.

Incision iliaque oblique. La paroi traversée on reconnaît la présence en-dessous du péritoine d'une tumeur noirâtre dont la coloration foncée transparait nettement à travers la séreuse ; le péritoine ouvert, on tombe sur une tumeur noire, lisse, ronde, épaisse, qui se prolonge en haut et en dedans, et dont le doigt suit sans peine la surface en décollant quelques adhérences friables et récentes.

On agrandit l'incision par en haut après avoir porté le diagnostic de kyste tordu. Et l'on extrait sans trop de peine une tumeur grosse comme les deux poings supportée par un pédicule noir, tordu trois fois sur lui-même dans le sens des aiguilles d'une montre et dont les tours successifs sont fortement serrés.

On le détord et on le sectionne après avoir pincé en dessous. Ligature enchainée à la Lawson Tait. Détersion du petit bassin qui ne contient d'ailleurs qu'un peu de sang noir, et réunion de la paroi à trois plans en laissant un petit drain à l'angle inférieur.

C'est un kyste dermoïde. Il contient au milieu d'un liquide granuleux jaunâtre, des cheveux en assez grande quantité et d'un jaune très clair (la malade est blonde), et plusieurs dents tricuspides très bien constituées et une plaque osseuse qui paraît,être un rudiment de maxillaire, et qui est accrochée à la paroi.

OBSERVATION XI

*Deux kystes dermoïdes chez une petite fille de onze ans
et demi.* (T. Legueu. *Ch. des hôpitaux.*)

Société d'obst., de gynécologie et de pédiatrie, 22 avril 1901.

Une enfant présenta, il y a trois ou quatre mois, une crise abdominale indéterminée et vague, qui fit croire à une appendicite.

La laparotomie montra du liquide louche dans le péritoine,

mais pas d'adhérences intestinales et un appendice parfaitement sain.

Mais dans la cavité pelvienne, on rencontra une sorte de vessie distendue, formée par deux kystes dermoïdes, dont l'un, celui situé ou plutôt attaché à droite, était tordu d'un tour complet sur son pédicule, produisant un étranglement incomplet.

Le diagnostic de ces cas est extrêmement difficile et ne paraît possible qu'en pratiquant le toucher rectal.

CONCLUSIONS

1° Les kystes dermoïdes de l'ovaire présentent des dispositions anatomiques spéciales qui favorisent la torsion de leur pédicule.

2° Les kystes dermoïdes siégeant plus souvent sur l'ovaire droit que sur l'ovaire gauche, il en résulte que la torsion du pédicule est plus fréquente à droite qu'à gauche.

3° Cette complication peut simuler l'appendicite par son siège et par ses symptômes.

4° Il est possible d'établir un diagnostic différentiel : *a)* par l'examen comparatif des symptômes de ces deux affections; *b)* et surtout par un examen approfondi de la tumeur en s'aidant du palper, des touchers rectal et vaginal, combinés avec le palper, et de la chloroformisation.

5° On doit toujours opérer un kyste tordu.

6° Quand on a établi le diagnostic de kyste tordu d'une façon certaine : laparotomie médiane.

7° Quand le diagnostic entre kyste tordu et appendicite est hésitant, choisir de préférence l'incision oblique iliaque, se réservant de la prolonger s'il est nécessaire.

INDEX BIBLIOGRAPHIQUE

1841. Rokitanski. — In *Handbuch der Pathologischen anatomie*, vol. i.

1861. Rokitanski. — In *Allgemeine Wiener medizinische zeitung*.

1865. In *Zeitschrift der K. K. Gersellschaft der Artzte in Wien* : « Ueber der strangulation von Ovarialtumoren durch Ashsendrehung ».

1879. Vercontre. — In *Recueil de médecine mil.*, 3ᵉ série.

1881. Duplay. — *Bulletin de la Société de chirurgie de Paris*, nᵒ , série VII, 347.

— Lawson-Tait. — In *Transac. of the obstetric Society London.*

— Hache. — Kyste de l'ovaire à pédicule tordu. *Bull. Soc. An. Paris*, lvi, 313.

1882. Spencer-Wels. — *Ovarian and uterine tumors*, London.

1883. Nicaise. — *Revue de chirurgie.*

1884. Lannelongue. — *Traité des kystes congenitaux.*

1885. Doran (Alb.) — Twisting of pedicle in an incipient dermoïd ovarian cyst. *Tr. obst. Soc. London.*

1886. Heurteaux. — *Bull. Soc. chir. Paris.*

1837. Terrillon. — *Revue de chir. et Bull. Soc. chir. Paris.*

1890. Pozzi. — In *Annales de gynécologie*, avril.

1891. Duplay. — In *Gazette des hôpitaux.*

1891. Baudrou. — *Bull. Soc. anat.*, p. 240.

1892. Delbet. — *Bull. Soc. anat.*, p. 300.

— Boursier. — Congrès français de chirurgie.

1894. Hartmann et Reymond. — In *An. de gynéc, et d'obst.*, Paris.

— Simpson. — In *Edimbourg medical journal*.

1895. Reymond. — *Bull. Soc. an.*, juin.

1897. Routier et Brun. — *Soc. de chir.*, 31 mars.

— Kissaloff. — *Thèse*, Paris.

— Marchesi. — Contributo allo studio della rotazione assiale deitumori ovarici. *Ann. de Ostet.*, Milan.

— A. J. Ochsnev. — Ovarian cyst with wisted pedicle. *Chicago medical Recorder*.

1898. Finaz (A). — *Thèse*, Lyon, 68 p. in-8°, n° 100.

— Delatour. — The importance of rectal examinations in doubtful cases of appendicitis, in *Brooklyn medical journal*, xii, 676-680.

— Bouilly. — *Appendicite et annexite, in Sem. gyn.*, iii, 337.

— Baron. — *Thèse*, Paris.

— Potherat. — *La gynécologie.*

— Boursier. — In *Bull. Soc. d'obst. et de gyn. de Bordeaux*, 8 février.

— Legueu et Charris. — In *Bull. Soc. an.*, Paris, lxxiii, 18-25.

— Pozzi. — *Traité de gynécologie*, passim.

1899. Lejars. — *Chirurgie d'urgence*, passim.

— Armsperger. — In *Reforma medical*, t. ii, p. 790.

— Roden. — In *The Lancet*, London, t. i, p. 764.

1900. Lejars. — *Chirurgie d'urgence*, 2e éd., p. 519 et suiv.

— Legueu. — In *Presse médicale*, janvier.

— Aubry. — *Thèse*, Paris, n° 120.

— Munro. — In *Boston M. et C. Journal*, p. 91.

— Maynard. et Reygasse. — In *Languedoc méd. chir.*, Toulouse, 2ᵉ série, viii, p. 57, 68, 69.

1900. Hartmann. — In *Ann. gyn. et d'obst.*, Paris, liii, 119, 123.

— Anastasi. — *Supp. al Polycl.*, Roma, vi, 559.

— Monnier. — *J. de M. de Paris*, 2ᶜ s., xi, 234.

— Voituriez. — *J. des Sc. M. de Lille*, ii, 25-39.

— Azy (Léon). — *Thèse*, Lyon.

1901. — Nota in *Riforma medical Palerme*, ii, 356.

1900. Bender. — *Bull. Soc. an.*, Paris, 61, ii, 754-755.

— Chavannaz. — In *Revue mens. de gyn. d'obst. de Bordeaux*, ii, 605.

— Morestin. — *Bull. Soc. an.*, Paris, 6ᶜ s., ii, 883.

1901. Lejars. — *Chirurgie d'urgence*, 3ᵉ éd. passim.

— Legueu. — *Soc. d'obst. et de gyn.*, 22 avril.

— Cathelin. — *Revue de chir.*, février et mars, sur la torsion des salpingites.

— Labadie-Lagrave et Legueu. *Traité de gynécologie*, passim.

— Duplay et Reclus. — *Traité de chirurgie*. Dernière édition.

— Le Dentu et Delbet. — *Traité de chirurgie*. Dernière édition.

www.ingramcontent.com/pod-product-compliance
Ingram Content Group UK Ltd.
Pitfield, Milton Keynes, MK11 3LW, UK
UKHW021700130726
13696UKWH00004B/1604